PRINCIPES GÉNÉRAUX

DE

PHYSIQUE, DE PHYSIOLOGIE ET DE MÉDECINE.

Tous les exemplaires sont revêtus de la signature de l'auteur.

NEVERS, IMPRIMERIE DE N. DUCLOS.

PRINCIPES GÉNÉRAUX

DE

PHYSIQUE, DE PHYSIOLOGIE

ET DE MÉDECINE,

Par Jean Künzli,

DOCTEUR EN MÉDECINE DES FACULTÉS DE MONTPELLIER ET DE ZURICH, EX-CHIRURGIEN AUX ARMÉES DE FRANCE ET DE POLOGNE, EX-MÉDECIN AUX HOPITAUX MILITAIRES DE VARSOVIE ET AUX HOPITAUX CIVILS DE PARIS, CHEVALIER DE SAINT-FERDINAND D'ESPAGNE, OFFICIER DE LA CROIX D'OR DE POLOGNE, MEMBRE DE PLUSIEURS SOCIÉTÉS SAVANTES, NATIONALES ET ÉTRANGÈRES.

« Schau alle Wirkungskraft und allen Saamen
» Und thu nicht mehr in Worten kramen. »

GOETHE.

SECONDE ÉDITION.

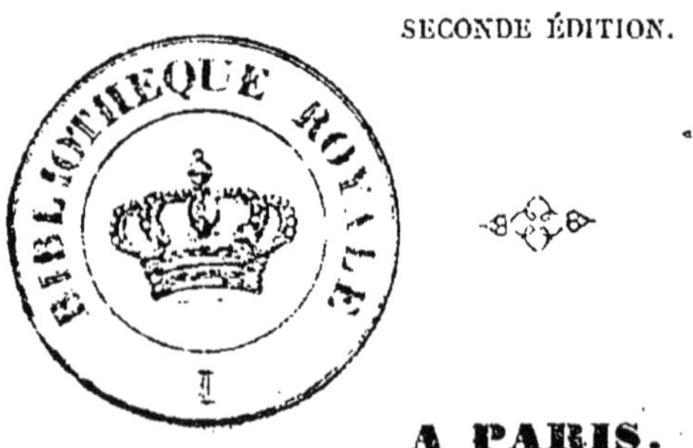

A PARIS,

Chez BAILLIÈRE, rue de l'École de Médecine.

Chez L'AUTEUR,

Et chez tous les LIBRAIRES de France et de l'Étranger.

1839.

L'opuscule qui va suivre ces quelques lignes, fut écrit, il y a bientôt huit ans, pour servir d'introduction à un traité sur le choléra, traité dont une partie a été lue dans une des séances de l'Institut, et qui, déposé dans ses archives, n'a pas été publié jusqu'à ce jour. Inséré dans la *Revue du progrès social*, huitième livraison, août 1834, cet écrit avait éveillé l'attention de quelques penseurs ; mais comme cette publication restreinte, n'avait influé que sur un petit nombre d'abonnés dont la plupart n'étaient peut-être pas médecins, nous avons pensé qu'il serait utile d'en publier une nouvelle édition ; car tout en reconnaissant une louable tendance des esprits actuels vers une doctrine meilleure que celle qui régit l'école depuis une vingtaine d'années, et en rendant justice aux travaux de quelques hommes, nous devons cependant nous plaindre de l'absence complète d'un principe scientifique supérieur en physique et en physiologie, mais surtout en pathologie et en thérapeutique, principe qui pourrait diriger les recherches actuellement flottantes, leur donner un appui et révéler la véritable signification des faits.

L'écrit présent est à la vérité bien petit pour satisfaire à ces conditions, cependant il ne sera peut-être pas inutile : ce n'est pas toujours la grosseur du volume qui en détermine la valeur.

L'auteur est loin de revendiquer toutes les idées contenues dans cet écrit, mais celles qui se rapportent à la constitution de la pathologie et à la loi fondamentale de la thérapeutique lui appartiennent; du moins ne les a-t-il trouvées nulle part dans cette large et absolue détermination scientifique. Par là l'unité se trouve enfin introduite dans cette confuse multiplicité; le chaos a disparu; nous assistons à la Genèse de nos souffrances, nous suivons leurs racines cachées, nous voyons leurs rapports naturels avec les agents externes qui concourent à leur production et qui peuvent servir à leur guérison, nous les classons d'après leur valeur véritable; nous avons trouvé un lien plus intime entre notre organisme et le monde; et là où l'expérience semble nous abandonner, une déduction hardie, mais qui est conforme à l'expérience, vient en quelque sorte en prendre la place et nous conduire plus avant dans les mystères de la vie; nous déterminons les raisons de la spécificité de l'action des agents externes, spécificité qui devient l'unique clé de la science thérapeutique.

Nous croyons donc que cet écrit, tout restreint qu'il est, ne sera pas inutile. Il fixera quelques jalons dans le vide, qui pourront guider nos pas, qui pourront devenir centre d'attraction de nos travaux ; car si jamais la médecine doit sortir de son état d'incertitude, si jamais elle doit prendre place parmi les véritables sciences, ce sera lorsque, portrait fidèle de la nature, elle aura conquis son auguste simplicité avec ses richesses infinies; ce sera lorsqu'elle aura pris pour base le grand fait de l'antagonisme universel découlant du seul principe **UN**, ou, en d'autres mots, le grand fait de l'identité absolue dans la diversité infinie, et de la diversité infinie dans l'identité absolue.

Si, du reste, le sujet ne se trouve pas traité dans ces pages avec toute la profondeur qu'il demande, on voudra du moins nous tenir compte de nos intentions.

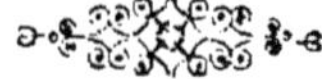

PRÉFACE.

Nous nous sommes proposé dans l'écrit suivant, de présenter quelques-uns des principes de cette partie de la philosophie qui a plus particulièrement pour objet les phénomènes de la nature, et que, pour cette raison, on a nommé philosophie de la nature ; principes mis au jour sous une forme scientifique, par Schelling, Oken, Bordach, Troxler, Steffens et leurs nombreux disciples en Allemagne.

Etablir une base première de la science de la nature, en accord avec les lois de l'esprit humain; construire, sur cette base, tout l'édifice de la nature; montrer comment elle a pu être et comment elle a été créée ; donner une solution de problèmes qu'on avait crus à jamais soustraits à la puissance de la raison : tel est l'objet de cette philosophie.

Mais cet objet, l'humanité ose-t-elle être assez présomptueuse pour croire l'avoir atteint, ou se promettre de l'atteindre jamais ? Je n'oserais répondre ni affirmativement à la première question, ni négativement à la seconde. La vérité est que si elle ne l'a pas atteint, du moins a-t-elle fait d'immenses efforts, couronnés de quelques succès, pour en approcher, et que ces succès autorisent de nouvelles espérances. Or, ces efforts mériteraient d'être appréciés, et auraient droit à la reconnaissance du monde, eussent-ils même été totalement infructueux : à plus forte raison si, comme tout tend à le faire croire, un véritable progrès a déjà été obtenu.

En principe, l'homme peut-il savoir quelque chose ? ou bien les mystères de la création et de la Divinité lui sont-ils à tout jamais inaccessibles ? Déjà, de son incoërcible désir de savoir, nous pourrions augurer en faveur de la première supposition ; à plus forte raison le devons-nous en considérant son étroite analogie, sinon son identité avec le reste de la création. Nous pouvons présumer que la nature de l'esprit ne saurait admettre aucune limite, et que tôt ou tard tout mystère doit disparaître pour lui, afin qu'il subordonne le monde extérieur à sa propre spontanéité.

Mais par quelle route atteindrons-nous ce but, sans doute destinée finale de l'homme. Sera-ce par la route pénible de l'expérience qui admet les sens pour premiers et principaux juges? Mais cette méthode ne peut jamais avoir qu'un résultat partiel, parce qu'il est impossible de l'étendre à tous les faits, et que, même alors, l'expérimentation ne nous indiquerait pas davantage le lien mystérieux qui les unit? Sans doute elle doit avoir une grande valeur relative, moins encore pour les résultats positifs, d'ailleurs si précieux, qu'elle nous donne, que parce qu'elle sert merveilleusement à exercer et à agrandir nos facultés, et sous ce double rapport, elle nous a, certes, rendu d'immenses services; néanmoins nous ne saurions lui accorder la puissance de créer une science. Si, comme tout nous donne le droit de le penser, il existe un plan, une idée, une unité, dans la nature, l'important n'est pas d'étudier les derniers faits apercevables dans leur brisure la plus extrême, mais de nous attaquer à ce plan, à cette unité elle-même, laquelle, une fois connue, nous dévoilera complètement tout l'ensemble des phénomènes.

Et quelle sphère sera plus propre à nous enseigner ce plan que la nôtre même. La nature extérieure nous paraît étrangère (à moins que nous ne lui trouvions plus tard un sens plus intime). La nôtre seule est perçue immédiatement; elle seule aussi est le prisme par lequel nous arrivent les rayons de la première. Elle doit donc être la clef qui nous en ouvrira les trésors.

Ce sera donc avant tout de nous-mêmes que nous devrons partir pour arriver à une connaissance, à un savoir quelconque; et comme Minerve surgit tout armée de la tête de Jupiter, tout armée aussi surgira la science de la tête de l'humanité virile. Toute étude empirique ne peut donc avoir que la valeur relative que nous lui avons assignée.

Dans l'écrit suivant, du reste, ce n'est pas l'exposition de la méthode que nous nous sommes proposée, mais bien l'inventaire de ses résultats dans la sphère du monde extérieur. Encore ne les avons-nous donnés que d'une manière bien incomplète, ainsi que le comportait le cadre étroit qui nous était tracé

Nous avons en partie choisi la forme aphoristique, non qu'elle fût la plus séduisante, mais parce qu'elle permet d'enfermer dans le plus petit cadre possible de grands résultats. Elle demande, il est vrai, de la part du lecteur une attention soutenue qui s'étende à tous les corollaires renfermés dans un premier principe et qu'il faut toujours avoir présent à la pensée. Mais peut-on s'attendre à acquérir la science sans de constants efforts ! J'ose donc espérer que l'on ne se laissera pas rebuter par l'aridité des premières pages ; à mesure que nous avancerons, elle diminuera et le sujet prendra des contours plus nets.

C'est à l'Allemagne, sans contredit, que nous devons les vues les plus profondes sur les mystères de Dieu, de la nature et de l'humanité. Partant d'un point de vue tout opposé à celui de la philosophie française du dix-huitième siècle, l'Allemagne seule pouvait arriver à un grand résultat. Cependant nous ne devons pas oublier de grands travaux entrepris par des savants français, qui ont une tendance analogue : Bichat, qui a entrevu de grandes vérités; Geoffroy-Saint-Hilaire, qui établit un vrai criterium dans l'étude de la structure des êtres organiques ; et tant d'autres encore, mériteraient d'être cités à côté des grands hommes que l'Allemagne nous présente. Tous leurs travaux réunis formeront sous peu, nous l'espérons, un magnifique faisceau, et nous apprendront à avoir foi dans la puissance humaine.

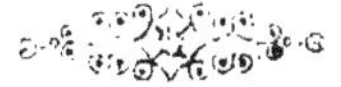

PRINCIPES GÉNÉRAUX

DE

PHYSIQUE, DE PHYSIOLOGIE

ET DE MÉDECINE.

§ I.

Deux activités dynamiques — deux forces (ou principes) opposées, existent au dernier échelon de la nature, auquel l'étude analytique de ses phénomènes puisse nous conduire. — *Dualisme.*

§ II.

Mais la raison humaine, se sentant invinciblement une, ne peut se contenter de ce résultat. Elle demande nécessairement une unité absolue, un seul principe qui en lui résume le dualisme. Elle ose donc, en conformité avec sa propre nature, s'élever par la spéculation dans une région que l'étude analytique ne pouvait atteindre, et y trouver un principe premier, dans lequel le dualisme vienne prendre sa racine, son point de départ. — Ce principe a été appelé par les uns *identité absolue*, par d'autres *idée primitive*.

§ III.

Ces deux activités dynamiques, ou principes, naissent donc d'une division dans le sein du principe unitaire lui-même, *division première*, qui consiste en ce que ce principe, d'*absolu* qu'il est, se pose soi-même sujet et objet. Par la seule raison qu'il est, il est sujet; en portant sur soi-même son éternelle action, il se pose soi-même objet, tout comme la raison humaine par un acte analogue, de sujet qu'elle est, peut devenir à elle-même son propre objet. Cet acte absolu de cognition, éternellement renouvelé dans le sein du principe premier, absolu, a été appelé antagonisme, antagonisme polarique, opposition, polarité, etc.; dénominations empruntées à la physique.

§ IV.

Comme le principe premier est absolu, inconditionnel, il doit virtuellement tout contenir; mais c'est par l'acte polarique, par ce dualisme primitif, implicitement compris dans l'unité absolue, qu'il manifeste ses propriétés infinies, et que ce qui en lui resterait éternellement caché, apparaît dans l'effectivité ou dans la *réalité*.

§ V.

Les deux premiers termes par lesquels le principe premier, absolu, se manifeste à lui-même sont, en tant que sujet, le savoir absolu, l'intelligence suprême, dans laquelle résident les idées éternelles; et, en tant qu'objet, la nature, réalisation symbolique de la première, dans laquelle les idées éternelles se manifestent : ces deux termes ne sont cependant pas différents; ils ne sont que le même terme, chacun et tous les deux sont absolus, infinis, éternels, seulement le premier est idéel, le second est sa manifestation dans la réalité. L'abstraction seule peut les séparer. Néanmoins l'étude du premier est l'objet d'un idéalisme pur; celle du second, en tant qu'il est la réalisation des idées éternelles, est l'objet du *réalisme* ou de la *philosophie de la nature*, dont nous traiterons principalement dans cet écrit, en observant néanmoins que les principes de l'idéalisme s'appliquent au réalisme, et *vice versâ*, le dernier n'étant que la manifestation du premier.

§ VI.

L'acte de polarisation en vertu duquel le dualisme primitif s'est établi, ne cesse point avec lui, mais continue dans les deux premiers termes et dans tous les termes suivants, et de là : polarisation à l'infini.

§ VII.

Cependant les deux termes d'un rapport polarique ont non-seulement la tendance à se polariser, mais aussi celle à se réunir, à se neutraliser de nouveau , et à revenir à la simplicité du terme dont ils sont nés. Il y a donc dans chaque terme , jusqu'au plus élevé dans l'échelle de la nature, tendance à s'unir au terme opposé, pour ne former qu'un avec lui, et tendance à se polariser de nouveau; et ainsi à l'infini. Ces deux tendances ne sont pourtant point également fortes dans tous les termes, ni toujours les mêmes ; tantôt, et dans les uns, la tendance à l'unité prédomine ; d'autre fois, et dans d'autres, prédomine la tendance à la multiplicité, à la polarisation continue.

§ VIII.

La tendance à l'union ne se borne pas aux deux termes nés de la polarisation d'un seul, mais s'étend, selon des proportions mathématiques égales à leur degré de parenté, à tout autre né d'autres polarisations, afin de former avec eux des termes nouveaux. Cette tendance à l'union en chimie a été appelée affinité. Tous les termes de la nature ont plus ou moins d'affinité les uns pour les autres, parce qu'ils sont alliés, parents, proviennent d'une seule idée, et tendent à revenir à elle.

§ IX.

La matière est le résultat et le représentant des activités dynamiques, qui, en se limitant mutuellement, en ont produit des phénomènes : force et matière sont donc inséparables.

§ X.

Les deux tendances opposées, celle à l'union et celle à la division, conservent l'univers et entretiennent son jeu éternel.

§ XI.

Les derniers termes polariques auxquels, dans le domaine de la physique, nous ayons pu nous élever, sont, d'un côté, celui d'expansion, de l'autre, celui de contraction ; le premier nommé aussi, en considérant l'univers entier, pôle positif, le second pôle négatif — pôle idéel, pôle réel. Ces deux termes se posant successivement en *éther* et *mondes*, en *lumière* et *principe pondérable*, en *soleils* et *planètes*, etc. : tous ces termes existent en vertu de la loi polarique. La *Genèse* et Ovide font allusion à leur diffraction.

§ XII.

Dans la tendance opposée de chacun des deux termes, il n'y a jamais ni équilibre ni repos, qui seraient la mort de la nature, mais un balancement, une oscillation continue de l'un vers l'autre. L'action de l'un réveille instantanément celle de l'autre et *vice versâ*. C'est ainsi que tantôt l'un paraît plus fort, tantôt l'autre, et que l'éternel mouvement subsiste.

§ XIII.

En poursuivant plus loin la polarisation sur notre globe même, nous la retrouvons, quant au côté dynamique, dans les phénomènes magnétiques, électriques, galvaniques ; quant au côté matériel, nous la retrouvons de même dans les substances pondérables. Parmi celles-ci, il en est une qui nous représente la tendance de la nature à l'unité : l'oxigène, toujours un. Il en est d'autres qui nous représentent sa tendance à la diversité, à la polarisation continue : ce sont toutes celles qui ne sont point oxigène. Et celles-ci étant les représentants de la tendance à la multiplicité, doivent être nombreuses et variées ; nées d'un terme commun, elles doivent avoir de l'affinité l'une pour l'autre et pour l'oxigène. Nous les appelons, à cause de leur affinité pour ce dernier, substances oxigénables ou substances combustibles, à cause de leur propriété de s'unir avec lui, en développant de la lumière et de la chaleur. Leur nom générique pourrait être *phlogiston*.

§ XIV.

Se fondant, soit sur l'analyse chimique, soit sur l'analogie de ceux de ces principes que la première n'a pu décomposer avec ceux qu'elle nous avait fait connaître comme élémentaires, on a cru être en droit de réduire le nombre des substances combustibles à trois : l'azote, le carbone et l'hydrogène. D'après plusieurs, l'azote serait la base de la plupart des métaux, le carbone la serait de quelques métaux, surtout du fer, ainsi que du soufre, du phosphore, et l'hydrogène se trouverait au pôle opposé à celui de l'oxigène. Le dernier nous représenterait la contraction, le premier l'expansion. Le carbone et l'azote se trouveraient entre les deux ; d'après quelques-uns, ce serait l'azote qui se trouverait plus rapproché du pôle oxigène, et le carbone du pôle hydrogène ; d'après d'autres, ce serait le contraire. Cette différence d'opinion provient sans doute de ce que les uns ont considéré les métaux comme substances azotées, et que les métaux sont, en même temps, les corps qui nous présentent le plus de contraction, et qu'en conséquence ils sont plus éloignés du pôle expansif; et de ce que les autres n'ont considéré l'azote que dans une classe d'êtres supérieurs, dans les animaux ; et, en ne le considérant que dans ceux-là, il est certain que l'azote serait supérieur au carbone, parce qu'il effectue surtout l'animalisation, et que les animaux sont placés plus haut que les végétaux. Il nous paraît donc, à nous, de deux choses l'une, ou que ceux-là se sont trompés, qui ont compté la plupart des métaux parmi les substances azotées, ou que l'azote, en s'élevant de l'anorganisme ou de l'état inorganique à l'organisme ou à l'état organique, éprouve une modification essentielle ; que par conséquent l'azote, dans ces deux cas, est réellement différent. Du reste, aurions-nous lieu de nous étonner de cette différence? Ne savons-nous pas que la chimie est loin de nous apprendre les modifications qu'imprime l'organisation aux principes élémentaires mêmes? N'est-il pas probable que ceux-ci se modifient d'après chaque état dynamique, et que le même principe élémentaire diffère selon que celui-là varie? N'est-il pas probable que l'éternelle métamorphose que nous voyons avoir lieu quant à la structure, ait lieu aussi quant aux principes constituants? La chimie, il est vrai, ne va pas si loin ; mais il existe bien des choses que la chimie, à son état actuel du moins, ne nous découvrira point.

Du reste, et quoi qu'il en soit, voici le tableau par lequel on pourrait représenter les substances simples :

Substances simples.

Pôle expansif, positif, idéel.	Pôle contractif, négatif, réel.
Substances combustibles.	
Hydrogène, carbone, azote, ou Hydrogène, azote, carbone.	Oxigène seul.

En tous cas, l'oxigène et l'hydrogène se trouvent aux pôles opposés, le carbone et l'azote du côté du pôle hydrogène, mais déjà plus près du pôle oxigène.

§ XV.

L'univers ne forme qu'un organisme, dont le centre sensitif, le *sensorium commune*, est l'idée primitive, l'ame de l'univers.

§ XVI.

Mais à l'instar de cette idée primitive, dans son domaine, puisqu'elle embrasse tout. et dépendant d'elle, d'après la même loi polarique, d'autres idées ont pris naissance, avec la tendance à se réaliser, chacune plus ou moins distante de l'idée primitive, mais telle que, à quelque distance qu'elle en soit, on puisse encore y reconnaître la même tendance, la même loi. Ces idées réalisées forment les organismes, copies du grand organisme de l'univers, dépendantes, inséparables de lui, existant d'après la même loi, et qui, à cause de leur dépendance, doivent, pour pouvoir se maintenir, avoir des rapports avec le premier.

§ XVII.

Chaque organisme est donc en quelque sorte une répétition, une copie, ou plutôt une ombre de l'idée primitive, et a, jusqu'à un certain point, la même tendance. Le grand organisme doit donc trouver des représentants de toutes ses parties dans le petit organisme, et ceux-ci doivent réciproquement pouvoir se mettre en rapport avec le premier, sinon d'une manière toute égale à celle à laquelle ces rapports ont lieu dans le grand ou dans le petit organisme exclusivement, du moins d'une manière semblable ; c'est-à-dire que, par exemple, l'affinité chimique d'un principe inorganique pour un principe correspondant organique ne sera pas tout à fait égale à celle que ce principe aurait pour un principe correspondant inorganique, mais que du moins elle s'en approcherait ; et ainsi de suite pour les agents d'une autre classe.

§ XVIII.

La tendance de tout organisme est de se maintenir, de s'agrandir et de se conserver aux dépens de ce qui l'environne, de s'en assimiler une partie. Le grand organisme a cette tendance aux dépens des petits organismes, et ceux-ci l'ont aux dépens du grand ; et pendant quelque temps ceux-ci en effet la réalisent, ils s'assimilent une partie du grand ; mais celui-ci s'assimile aussi constamment un nombre infini de petits, savoir, ceux qui ont accompli la tendance de leur idée, ou ceux dont la raison d'existence fut vaincue par l'influence dissolutrice des agents du grand organisme.

§ XIX.

Déterminer complètement la cause qui produit cette double tendance, celle à l'unité d'un côté, celle à la multiplicité de l'autre, ou d'un côté à la divinité spirituelle, à l'intelligence suprême qui est une, de l'autre à la nature qui est un complexus, un composé d'ouvrages divers ; déterminer la cause qui produit cette double tendance, la division du terme primitif, de l'unité à un nombre de puissances infini, et le lien qui tend à rassembler de nouveau les divers termes en un seul, c'est ce qui, jusqu'à présent, a été impossible à tout être créé. Nous ne pouvons l'attribuer qu'à la volonté de Dieu, à la spontanéité absolue de l'idée primitive, au *fiat* tout-puissant.

§ XX.

Comme dans l'analyse de l'univers, nous sommes arrivés à deux derniers termes polariques, c'est-à-dire à deux termes à tendance opposée, nés de la division d'un terme unique, à deux termes que nous avons appelés terme ou pôle expansif, terme ou pôle contractif; terme ou pôle positif, terme ou pôle négatif; terme ou pôle idéel, terme ou pôle réel; terme ou pôle *plus* [+], terme ou pôle *minus* [—]; de même dans l'analyse des êtres organiques, nous arrivons à deux termes analogues. Dans la plante, c'est la polarisation du globule élémentaire représentant l'unité; polarisation qui produit ainsi d'autres globules : les divers globules en se limitant, produisant des cellules de forme plus ou moins variée, selon des causes accessoires. Dans l'animal, nous avons une polarité plus prononcée, une différence plus grande entre les deux termes polariques principaux, polarité en quelque sorte électrique ; tandis que dans la plante elle avait été davantage magnétique. Nous y avons aussi pôle expansif et contractif, positif et négatif, idéel et réel, *plus* [+], et *minus* [—].

§ XXI.

Chacun de ces pôles dans l'animal a aussi un représentant matériel auquel il est lié, et qui devient l'instrument de sa détermination, d'après le fait invariable que la force est liée à la matière ou plutôt que la première produit les phénomènes de la dernière; pour le pôle contractif-négatif-réel, c'est le système musculaire; pour le pôle expansif-positif-idéel, c'est le système nerveux ; il existe donc entre ces deux systèmes le même rapport polarique qui existe entre les deux pôles dont ils sont les représentants matériels.

§ XXII.

De même qu'on avait donné le nom de sensibilité à la faculté du système positif-idéel-nerveux de percevoir les impressions qui viennent le frapper, de même on appela aussi ce système, système sensitif; et comme on avait donné le nom d'irritabilité à la faculté que le système négatif-réel-musculaire possède de se contracter, on appela aussi celui-ci système irritable; et comme ce système est surtout propre au règne animal, on l'a encore appelé système animal, et on lui a surtout aussi attribué le système sanguin, comme étant doué d'une irritabilité très-prononcée, particulièrement le cœur et le système artériel. Est-ce à tort ou non? Le système sanguin et surtout la masse du sang effectuant principalement la nutrition, je penserais que l'on aurait dû plutôt l'attribuer à un autre système dont nous parlerons tout à l'heure.

§ XXIII.

Ces deux systèmes sont les systèmes principaux de l'organisme animal. Entre eux existe la différence la plus grande; et en conséquence la polarité la plus prononcée, la plus manifeste: car plus deux termes sont différents, hétérogènes, plus leur polarité est prononcée: pôle sud et nord, électricité positive et négative, acide et alcali. La sensibilité et l'irritabilité sont donc les deux propriétés polariques principales de l'organisme, et la première est à la seconde ce que l'expansion est à la contraction. Mais dans le monde inorganique, la séparation des divers termes polariques n'avait déjà pas été complète, et elle l'est encore moins dans le monde organique. Chacune de ces propriétés organiques renferme donc encore, comme élément essentiel, un peu de la propriété polarique opposée, sans laquelle elle cesserait d'exister comme propriété organique. Ainsi le système sensitif renferme de l'irritabilité à lui propre et à des proportions différentes, selon les diverses parties du système; il en renferme davantage dans sa partie excentrique, par exemple, dans les méninges et la substance grise, et moins dans sa partie concentrique. Il en est de même du représentant matériel de l'irritabilité, en tant qu'il concourt à la structure du système nerveux, surtout le névrilème et le système sanguin. Ainsi le système irritable renferme encore de la sensibilité à lui, sans laquelle même la faculté qui lui est propre, l'irritabilité, cesserait d'exister comme faculté organique.

§ XXIV.

D'après la loi polarique, il existe un rapport, une proportion exacte, entre ces deux propriétés : là où l'une diminue l'autre augmente. Ceci, cependant, ne va pas au-delà d'un certain point; car, comme la sensibilité, pour exister, a besoin d'une partie d'irritabilité inhérente à elle, *et vice versâ*, pour l'irritabilité, il est manifeste que quand un de ces facteurs, une de ces propriétés se trouve diminuée au-delà d'un certain point, cette diminution portera aussi sur la partie inhérente au système, et à la propriété organique opposée, qui sans elle ne saurait exister. Et une fois qu'elle porte aussi sur cette partie, la propriété opposée s'en ressentira et baissera aussi. Ainsi la sensibilité ne baissant point au-delà d'un certain degré, l'irritabilité devient plus prononcée; mais, baissant au-delà de ce degré, celle-ci baissera aussi puisque la partie de sensibilité, dont, comme partie inhérente, elle a besoin pour exister, se trouve atteinte aussi, quand la sensibilité générale s'affaisse trop; *et vice versâ*, pour l'irritabilité. Dans ces cas, nous avons affaissement, faiblesse double des deux propriétés; ces cas, en pathologie, sont les plus dangereux et les plus difficiles à guérir. Et si l'on avait à entreprendre le traitement d'un tel cas, nous devrions examiner laquelle des deux propriétés aurait été secondairement affaissée ; car ce serait aussi celle-ci qu'il faudrait tâcher de relever d'abord, après quoi l'autre propriété serait plus facile à relever aussi.

§ XXV.

Mais comme une ligne n'a pas seulement deux points excentriques, deux points de terminaison, mais un nombre infini de points intermédiaires, et surtout aussi un point moyen ; de même l'être organique n'a pas seulement ces deux systèmes, points de terminaison de la ligne, mais encore des points intermédiaires dans lesquels la différence entre les deux propriétés ou termes polariques devient moins grande, sans doute parce que chacune limite, neutralise l'autre, jusqu'à ce que, dans le point moyen, cette différence soit la plus petite, ou même cesse entièrement. C'est à cause de cela que ce point moyen a été appelé point indifférent.

Et comme, aux points les plus différents, aux pôles expansif et contractif, positif et négatif, sensible et irritable, étaient attachés des représentants organiques, systèmes nerveux et musculaire, sensitif et irritable, de même aux points intermédiaires est attaché aussi un représentant organique, né de l'indifférence plus ou moins parfaite des deux premiers systèmes. Ce représentant est donc le système indifférent-neutre, dont l'élément constitutif principal est la fibre cellulaire dans laquelle l'indifférence a atteint son *maximum*. Car plus les diverses parties de ce système, constituant une foule d'organes de l'économie, s'éloignent de ce point vers l'un ou l'autre des points excentriques, des pôles opposés, plus elles viennent à avoir des rapports polariques entre elles, ou, en d'autres termes, plus elles deviennent sensibles et irritables (1).

§ XXVI.

Nous avons déjà vu que l'organisme n'était point un tout absolu; mais qu'il n'était au contraire qu'un tout relatif, et que, comme tel, il avait besoin de rapports avec le monde extérieur. Nous avons vu que réciproquement ils agissaient l'un sur l'autre, et que cette action d'un agent (relativement) externe, était nécessaire pour éveiller dans l'organisme la réaction. Nous avons vu qu'il était dans la nature de chaque organisme (sans doute en vertu de la tendance à l'identité et à la différence qui a été donnée à tout être), de s'assimiler par cette ac-

(1) En commençant l'étude, soit d'un individu, soit des règnes organiques, d'un point opposé à celui par où nous l'avons commencée, on pourrait dire aussi, comme plusieurs l'ont fait avec une grande apparence de raison, que le système indifférent, neutre, forme la base de l'organisme; ainsi dans l'individu, ainsi dans les règnes : car, dans notre création planétaire du moins, la nature débute toujours par le terme le plus simple, et va de là, par une polarisation toujours plus prononcée, vers un perfectionnement successif. C'est ainsi que le système cellulaire compose à lui seul à peu près les plantes et les animaux des classes inférieures, et les classes supérieures de ces derniers, comme les investigations les plus ingénieuses l'ont prouvé, commencent de même par le système cellulaire. Dans cette matrice commune, et par la polarisation nouvelle de certains points en elle, se développent de nouveaux points organiques, des organes et des systèmes de plus en plus différents, et de plus en plus parfaits; or les organes et les systèmes ne pouvaient se développer sans cette base du tissu cellulaire, ou plutôt sans le mucus presque inorganique dont le système cellulaire lui même est composé. Mais ceci ne renverse pas ce que nous avons dit plus haut de l'existence des deux propriétés primaires et des deux systèmes organiques principaux qui leur correspondent, et dont le troisième ne peut être que l'indifférenciation, que la neutralisation, parce qu'il n'existe point d'autre propriété primaire; à moins que l'on ne veuille considérer ce dernier comme le point qui, en sous-ordre dans le côté matériel de la vie organique, répondrait au principe premier, à l'identité pure, abstractivement considérée, avant qu'aucune polarisation ou différenciation ne se fût manifestée en elle. Cette comparaison serait du reste loin d'être complètement juste, parce que ni ce terme ni d'autres encore que l'on pourrait considérer comme les analogues de l'identité, comme son expression à telle puissance, et auxquels pour cette raison on pourrait donner l'épithète de chaotiques (du chaos ou de l'identité à qui ils répondent), ne sont complètement homogènes, identiques.

tion les objets du monde extérieur, autant que l'intensité de ses forces rendent la chose possible, et de les identifier avec lui ; qu'en conséquence ceux-ci subissaient son influence, et, par une transformation intime, lui devenaient identiques. Cette assimilation a cependant, en vertu de l'universalité même de la loi, les bornes que nous avons déjà mentionnées. Par conséquent, elle ne peut avoir lieu entre des termes trop hétérogènes, mais seulement entre des termes presque homogènes, et aucune transition ne peut être brusque. Comme néanmoins l'universalité de l'organisme a besoin de ces rapports, et que les organismes supérieurs sont trop différents du monde inorganique, la nature a dû leur ménager des transitions moins brusques, des termes entre lesquels l'assimilation devînt possible ; but qu'elle a effectivement atteint d'un côté en ne s'élevant que peu à peu par une série non interrompue d'organismes à une organisation supérieure, à une différence plus grande du monde inorganique ; en faisant servir les espèces inférieures aux espèces supérieures, à l'exception toutefois de quelques agents universels qui, tels qu'ils sont, sont susceptibles d'être assimilés par tous les corps et par tous les organismes ; et, de l'autre côté, en créant un système indifférent, neutre, pour les rapports auxquels, malgré cette élaboration préparatoire, les systèmes supérieurs, excentriques, ne pourraient présider. Comme néanmoins ceux-ci, tout autant que le système neutre, pour subsister ont besoin de ces rapports, celui-ci, avec leurs concours, il est vrai, est chargé de préparer aux dépens des objets externes, un agent organique élémentaire qui puisse servir à la conservation de tous les systèmes et dans lequel tous viennent puiser : cet agent n'est autre que la masse chaotique du sang. C'est donc le système indifférent qui est chargé d'effectuer les rapports les plus matériels nécessaires à l'organisme ; c'est lui qui principalement préside à la conservation de la masse organique, à la nutrition. Et voici pourquoi on l'a encore nommé système nutritif, système de nutrition ou de reproduction : sans doute, parce que la nutrition est, en quelque sorte, une reproduction permanente de parties organiques ; tandis que les systèmes supérieurs n'ont de rapport avec le monde extérieur que par lui, ou seulement avec quelques agents plus subtils, tels que les agents impondérables, les agents dynamiques et moraux : le toucher, le son, la voix, la langue, etc., que du reste, ces systèmes ne subissent point non plus d'une manière passive, mais qu'ils s'assimilent aussi.

Nous aurions donc dans un être organique, animal, les systèmes suivants que (de notre point de vue individuel) nous représenterons aussi par les signes + (plus) + — ou 0 (plus et moins ou zéro) — (moins).

+	+ — ou 0	—
Système expansif. positif, idéel, sensitif. Système nerveux.	Système indifférent, Système de la reproduction animale, nutritif, végétatif.	Système contractif, négatif, réel, irritable, Système musculaire.

+ et — sont les points opposés, les plus différents, se trouvent aux pôles : + — ou 0 est le point moyen indifférent.

§ XXVII.

Mais nous trouvons la polarité non-seulement entre les principaux systèmes, mais encore entre les parties constitutives des systèmes, quelque petites qu'elles soient. Ainsi, par exemple, entre la partie périphérique et la partie centrale de chaque système : vaisseaux capillaires, épanouissement des nerfs, cœur et encéphale ; — entre chacun de ces termes et la partie intermédiaire : moëlle épinière, grand sympatique, troncs, nerveux, troncs artériels et veineux ; — entre les diverses parties intermédiaires, un antagonisme polarique s'est de même manifesté dans chaque système principal, et c'est ainsi que le système nerveux fut divisé en système cérébro-spinal, et en système ganglionnaire ; le système sanguin en système artériel et en système veineux. Nous retrouvons la même polarité dans les phénomènes de l'entendement : car, d'un côté, nous avons les facultés sensitives, les affections et tout ce que d'un mot on appelle le caractère, *Mens*, et de l'autre côté, l'entendement proprement dit, le raisonnement, la pensée, le *ratiotinium*. Nous la retrouvons entre les moitiés droite et gauche du corps, les moitiés supérieure et inférieure, antérieure et postérieure pour les organes symétriques ; et même parmi ceux qui ne sont pas symétriques, il existe encore quelque chose de semblable. C'est ainsi que paraît exister un rapport polarique entre les cavités pectorales et abdominales, entre les poumons droit et gauche, entre les deux moitiés du cœur, entre les ventricules et les oreillettes, entre les deux reins, entre le foie et la rate, entre l'estomac et le canal intestinal, entre le cardia et le pylore, les intestins grêles et les gros intestins, entre les diverses divisions de ceux-ci. Nous la retrouvons entre les diverses parties de l'encéphale, entre les muscles fléchisseurs et extenseurs, adducteurs et abducteurs, entre les divers organes sécréteurs, entre ceux d'entre eux qui sont destinés à sécréter de préférence l'oxigène, le carbone, l'azote ou l'hydrogène. Nous la retrouvons dans les plantes, entre la racine et le tronc—entre les radicules—entre les branches et rameaux, — entre les deux faces des feuilles, et entre les divers organes de la fleur. Là, pour la plante, la polarité a atteint le plus haut degré que dans le règne végétal elle puisse atteindre en produisant deux sexes différents ; une fois arrivé à ce point, elle ne peut plus que baisser. Nous retrouvons la polarité entre les corps célestes, où nous l'avons désignée sous les noms de force centripète et centrifuge, ou d'attraction et de répulsion. Nous retrouvons la même tendance de l'idée primitive, à la fois dans les organismes individuels, et dans les organismes collectifs (s'il nous était permis de nous exprimer ainsi.) Nous la constatons en effet dans l'espèce—union de deux sexes; dans le genre—union de plusieurs espèces; dans l'ordre —union de plusieurs genres; dans la classe—union de plusieurs ordres; dans le règne naturel—union des classes, etc., etc., etc. Toutes ces divisions se sont opérées d'après la loi polarique. La même idée fondamentale existe dans tous les êtres individuels et collectifs, et entre toutes leurs parties, quelque loin qu'on en poursuive la division; mais chacun et chacune la réalise d'une manière particulière : et de là une diversité infinie, unie à l'éternelle fixité de la loi. Partout où il y a action et vie, nous trouvons les deux pôles : expansif et contractif, positif et négatif, idéel et réel; et là où l'action n'existe pas, c'est leur indifférenciation que nous trouvons, leur polarité en repos. Mais cette polarité tend sans cesse, et surtout sous l'influence de certains agents différenciateurs dont la lumière est le principal, à se manifester, à s'éveiller de son sommeil. Même dans le domaine de l'histoire, dans la succession des âges, des saisons de l'année, des jours et des nuits, dans le sort des individus, des peuples et des empires, nous trouvons encore la polarité. En un mot, nous la retrouvons partout, et dans la construction organique, et dans les phénomènes dynamiques. De là il résulte qu'un antagonisme semblable à celui que nous observons dans les phénomènes électriques ou magnétiques est la loi fondamentale de la nature, la cause première de tous les phénomènes inorganiques et organiques.

§ XXVIII.

Dans le monde inorganique, les derniers termes matériels auxquels nous avons pu nous élever, soit par l'analyse chimique, soit par le raisonnement, étaient au nombre de deux; l'un qui nous représente la tendance de la nature à l'nnité, l'autre celle à la division. Le premier, l'oxigène, toujours un, non susceptible d'analyse ; le second comprenant tout ce qui n'est pas oxigène, et auquel on pourrait, comme nous avons dit, donner le nom générique de *phlogiston* à cause de sa tendance à s'unir avec le premier, avec dégagement de calorique et de lumière. Nous avons vu que ce dernier terme, soit par l'analyse chimique, soit par un raisonnement fondé sur d'autres données, pourrait se réduire à trois : carbone, azote et hydrogène. Or, nous allons voir que ces divers termes du monde inorganique vont correspondre à d'autres termes dans les êtres organiques.

§ XXIX.

Les corps composés agissent sur l'organisme d'après les proportions atomistiques auxquelles ils contiennent oxigène, azote, carbone et hydrogène. Lorsque la plupart de ces principes se trouvent à des proportions égales, les corps deviennent plus indifférents à l'organisme ; où ces proportions sont différentes, ils deviennent aussi plus différents, soit à l'organisme tout entier, soit à l'un ou à l'autre de ses systèmes. Les premiers sont les substances nutritives, les seconds les médicaments et les poisons (1).

(1) Il est peut-être encore quelque chose de plus important à considérer que les proportions atomistiques. Peut-être doit-on considérer aussi l'intimité de la liaison qui existe entre les éléments, à supposer que le degré de cette intimité puisse dépendre d'autres causes que du nombre proportionnel des atomes. (Voyez ci-après.) Ainsi que par exemple, le même nombre d'atomes de deux ou trois éléments se lient avec une force égale à 1, et dans un autre avec une force égale à 2, il est naturel que les combinaisons qui en résulteront, agiront d'une manière différente sur l'organisme. Ce qui surtout me le ferait penser, c'est la différence des propriétés physiques et thérapeutiques des eaux minérales naturelles et factices, quelque bien qu'aient été imitées ces dernières. Qui ne sait, par exemple, combien plus intimement le calorique adhère aux premières qu'aux secondes ? Et peut-être que pour cette même raison il faudrait, dans les subtances qui ont déjà subi l'influence de la vie, considérer autant ou plus encore que les éléments primaires, les éléments secondaires.

§ XXX.

Les agents externes agissent, à la vérité (plus ou moins, selon les points de contact et d'autres circonstances) sur la totalité de l'organisme ; mais, comme celui-ci n'est point un tout homogène, et qu'il est, au contraire, composé de parties hétérogènes formées et unies par une puissance secrète (celle de l'identité pure), chaque partie, système ou organe, d'après sa nature propre, ressent cet effet. Il réagit sur lui d'une manière particulière, ainsi que les diverses cordes d'un instrument répondent différemment à la main qui les touche ; le tout d'après la loi de l'antagonisme polarique. C'est-à-dire que les systèmes ou organes perçoivent l'impression de l'agent, ou parce qu'ils lui sont différents, ou parce qu'ils lui sont identiques. L'identité n'étant ici que relative, tout agent externe (et les agents internes sont relativement externes aussi), par cela seul qu'il est externe, étant différent de l'organisme, il agit comme différent, sans quoi, entièrement identique, il n'exercerait aucun effet. Il n'y a donc que le plus ou moins de différence à considérer. D'après cette loi de la différence des systèmes organiques, les agents externes agissent donc sur les uns par leur différence, sur les autres, par leur identité relative. Dans le premier cas, il y a affinité ; dans le deuxième cas, antagonisme. En agissant sur un système par affinité, ils relèvent sa tendance normale, ses propriétés naturelles ; et, par contre-coup, d'après la loi d'équilibre mentionnée plus haut, ils abaissent la tendance du système opposé ; ils la diminuent, l'affaiblissent. Voilà ce qui est certain, quant à l'action par affinité. Il est plus difficile de se faire une idée exacte du résultat de l'action par antagonisme. Là, il n'y a point de neutralisation, point de complétation d'un principe, comme dans le premier cas ; il y a, au contraire, résistance de la part d'un système ou organe. Celui-ci ne prend rien à l'impression étrangère, il est probable qu'au contraire, par la résistance qu'il lui oppose, il dépense une partie de sa tendance normale, de sa propriété physiologique.

Quoi qu'il en soit, l'action par affinité sur un système est celle dont le résultat physiologique apparaît davantage, se trouvant, au lieu d'être affaiblie, indirectement corroborée de toute la puissance de l'action par antagonisme sur l'autre système. De tout ceci, il sera plus facile de nous former une idée exacte, en nous servant des termes concrets eux-mêmes. Ainsi, par exemple, le représentant du pôle négatif, contractif, l'oxigène a de l'affinité pour le système musculaire, parce que dans sa composition chimique, les représentants du pôle positif, les principes phlogistiques, azote, carbone, etc., dominent; il vient donc ajouter à sa tendance normale, à sa force contractile musculaire, à l'irritabilité; et par là, déjà, d'après la loi d'équilibre, il affaiblit la tendance du système nerveux en antagonisme avec le système musculaire, la sensibilité. Mais, en outre, l'oxigène est directement en antagonisme avec ce même système nerveux, parce que l'oxigène domine dans la composition de ce dernier, et que les termes identiques se repoussent. Il en est donc repoussé, et le système nerveux, dans cette résistance, dépense sans doute encore une partie de sa force, de sa tendance normale, de sa sensibilité en un mot; et voilà pourquoi, *pour double raison*, l'oxigène élève la tendance du système musculaire et abaisse celle du système nerveux. Il en est de même pour le représentant du pôle positif, pour les substances phlogistiques qui, pour double raison aussi, élèvent la tendance du système nerveux, la sensibilité, et abaissent celle du système musculaire, l'irritabilité : tout ceci, tant qu'une certaine limite, celle que trace le dualisme intime, inhérent à chaque système même, n'est pas surpassée.

Quant au système indifférent, neutre, nutritif, où

les principes élémentaires se trouvent plus ou moins en équilibre, les substances indifférentes, analogues, ont pour lui une affinité particulière ; et voilà pourquoi ils en relèvent la tendance et diminuent, par contre-coup et pour double raison aussi, en élevant au-delà la limite normale que comporte l'état physiologique de ces deux systèmes, la tendance du système nerveux positif et du système musculaire négatif; tandis qu'en ne maintenant la première qu'à un juste degré, qui ne puisse porter préjudice aux deux systèmes supérieurs, il aide leur tendance ou propriétés, parce que ces deux systèmes aussi doivent prendre racine dans le troisième, dans la substance organique, de laquelle celui-ci, sinon à lui seul, du moins aidé des deux autres, est le laboratoire..

§ XXXI.

Mais ces divers systèmes sont composés de parties différentes aussi, et sur chacune de ces parties différentes agit plus particulièrement telle ou telle substance, telle ou telle combinaison, en produisant par antagonisme et par un effort de résistance, d'après les lois précitées, un effet opposé sur l'autre partie, qui se trouve en rapport polarique avec celle-ci. Ainsi, par exemple, le système nerveux sensitif est composé de trois parties principales et bien distinctes, sans mentionner, dans ce moment-ci, sa brisure en deux systèmes subordonnés, cérébro-spinal et ganglionaire. Ces trois parties sont 1° une partie périphérique—épanouissement des troncs nerveux dans le parenchyme des organes ; 2° partie moyenne —troncs nerveux et grand sympathique ; 3° partie centrale—encéphale et moelle épinière. Le système irritable à son tour se compose de parties très-différentes, telles que le système musculaire, proprement dit, soumis à la volonté ; le système musculaire, soustrait à la volonté ; le système sanguin, lequel, comme nous l'avons déjà dit, s'est brisé aussi en deux systèmes subordonnés, artériel et veineux ; chacun des deux derniers, de nouveau, se compose d'une partie périphérique, — système capillaire ; d'une partie moyenne — troncs artériels et veineux ; d'une partie centrale — cœur. Le cœur, à son tour, est composé de deux moitiés, dont chacune répond à un système sanguin, et se compose d'un ventricule et d'une oreillette ; parties qui toutes se comportent d'une manière différente vis-à-vis les agents externes, et à chacune desquelles répond plus particulièrement tel agent ou telle combinaison, lesquels, d'après la loi d'antagonisme polarique, produisent, s'ils ne sont point employés au-delà d'un certain degré, un effet opposé sur une autre partie qui a des rapports polariques avec celle dont primitivement il augmente la tendance. C'est ainsi, par exemple, qu'à la partie périphérique du système nerveux répondent plus particulièrement les substances azotées ; — au grand sympathique et à la moelle épinière, les substances carbonées ; — au cerveau, les hydrogénées ; — à la partie périphérique du système sanguin, les sels neutres, les acides à double base (1) ; — aux troncs, les acides à base simple, le tannin ; à la partie centrale ceux-ci et le fer, etc. D'après les lois de l'antagonisme les agents qui augmentent l'action du système capillaire, diminuent celles des parties centrales et moyennes. Ainsi les sels neutres augmentent l'action du système capillaire et affaiblissent considérablement le système artériel et le cœur, etc. Tels sont le nitrate, l'acétate, le tartrate de potasse, le sulfate de soude, etc., etc.

(1) Notez que le lieu de l'épanouissement nerveux et vasculaire est aussi celui de leur combinaison intime, de leur fusion avec la fibre cellulaire, fibre indifférente ; que par conséquent ce lieu s'approche du point indifférent, moyen, et est déjà très-éloigné des pôles. Ainsi les substances qui agiront sur ces épanouissements seront aussi moins différentes, moins pures, déjà plus composées, et se trouveront aussi plus éloignées des pôles que ne le seront celles qui agiront principalement sur la partie centrale ou moyenne de l'un ou l'autre système.

Nous aurions donc, pour nous représenter l'action élective de quelques agents sur les diverses divisions des systèmes nerveux et sanguin, le schema suivant :

Système négatif, contractif, réel, musculaire.	*Oxigène.*
Cœur.	Fer, quinquina, tannin, acides minéraux.
Troncs artériels et veineux.	Tannin, acides minéraux.
Système capillaire.	Acides végétaux, sels neutres.

Système positif, sensitif, idéel, nerveux.	*Substances combustibles.*
Partie périphérique.	Azote.
Troncs nerveux.	Carbone.
Grand sympathique	Carbone et hydrogène.
Moelle épinière.	Carbone et hydrogène.
Encéphale.	Hydrogène.

Il va sans dire qu'il n'est point ici question de ces principes élémentaires à leur état de simplicité et de pureté. Dans la nature complexe, nous les trouvons toujours combinés, ainsi dans l'organisme, ainsi dans les agents externes. Il ne peut bien être question que de la prédominance de l'un ou de l'autre ; c'est celle-ci qui fera qu'un agent agira plus fortement sur telle division d'un système, ou sur tel organe ; la combinaison étant du reste, dans beaucoup de cas, nécessaire pour qu'un agent puisse avoir quelque action sur l'organisme : c'est ainsi que les métaux purs n'en exercent aucune, et ont besoin d'être combinés avec d'autres substances qui, en quelque sorte, les rendent accessibles à l'organisme. Il va sans dire encore que parmi ces substances il y a une diversité infinie, impossible à constater par des instruments de physique et des moyens chimiques, et que chaque médicament, ou agent, agira de nouveau et de préférence sur tel organe, telle partie d'organe, tel tissu, etc. Or, ici ce n'est qu'une investigation purement empirique (1) qui peut un peu nous apprendre cette

(1) La spécificité de l'action des agents externes étant donc un fait incontesté, la prétention de l'école d'Hahnemann de connaître cette action sur l'organisme malade, en l'admettant inverse de celle que ces agents exercent sur l'organisme sain, serait-elle fondée, et posséderions-nous ainsi un moyen sûr de la connaître? Sans nous permettre de porter un jugement absolu sur cette question, nous osons cependant présenter quelques doutes qui pourront peser dans le plateau où la valeur définitive de cette assertion sera déterminée.

1° Nous n'avons aucun moyen d'appréciation sûr pour déterminer si un organisme est sain. Il n'y a qu'une ligne droite, mais les courbes sont innombrables. L'état de santé est un idéal qui n'a peut-être jamais existé et qui n'existera probablement jamais dans aucun être; et existât-il, l'état de cet organisme parfaitement sain, ne serait pas pour cela identique de celui d'un autre organisme parfaitement sain. L'âge, le sexe, la constitution, le tempérament, l'idiosyncrasie, les conditions de la vie, l'individualité en un mot, ne laisseraient pas pour cela de produire des modifications à l'infini qui s'opposeraient à ce que jamais de l'état d'un organisme on fût en droit de rigoureusement conclure à l'état d'un autre;

2° Une foule de maladies ne sont pas le produit de causes externes; elles ont leurs racines dans les conditions intimes de l'organisation; elles dépendent de ses transformations successives, de son développement même. Nous ne possédons pas la baguette magique à l'aide de laquelle nous les évoquerions à volonté. Ce sont précisément celles que préférablement nous appellerions maladies; celles qui sont véritablement des individualités, des créations nouvelles, les exanthèmes et les autres maladies contagieuses, le tubercule, le cancer, etc., etc., et comme aucun agent externe ne saurait à lui seul en déterminer d'identiques, il s'en suivrait déjà que la loi ne serait pas universelle; il s'en suivrait encore que par les procédés de l'école homœpathique, nous ne pourrions découvrir les remèdes à ces maladies, et qu'il nous faudrait expérimenter sur l'organisme malade lui-même;

3° Y a-t-il au monde rien de si fugitif que le symptôme? Chaque observateur, selon son degré d'attention, l'état de son esprit, etc., remarquera ou non tel ou tel, lui donnera une valeur et une place arbitraires; et de là des résultats infiniment variés, qui ne donneront rien pour une conclusion;

4° Ensuite, aurait-il réellement été dans les plans de la providence de ne nous laisser découvrir les remèdes à nos maux, qu'en nous forçant à nous y soumettre à l'état de santé, de nous soumettre à une maladie factice, à un empoisonnement dont la portée pourrait aller au-delà de nos prévisions et échapper à notre influence : tout ceci dans le seul but de connaître comment nous guérir, si par hasard nous tombions malades. Ne valait-il pas mieux, se pourrait-on demander, attendre la maladie elle-même?

5° Où trouver ensuite des sujets propres à nos expériences? un seul agent, auquel nous aurions soumis un tel, l'aura peut-être modifié pour long-temps et rendu impropre à servir de mètre sûr pour les impressions d'un autre agent; mais ceci rentre dans notre première objection.

Du reste, d'après notre expérience vulgaire, il n'est pas vrai qu'un agent guérisse toujours un état pathologique qu'il déterminerait, s'il était

action élective, et il y a long-temps que, grace à cette

employé à l'état sain. Une bonne dose d'un sel neutre produit bien la diarrhée, mais est loin de toujours la faire cesser : le mercure, donné à l'homme sain, produit bien la salivation, et loin de la faire cesser, s'il était donné à celui qui en est atteint, il ne servirait qu'à l'aggraver. D'un autre côté, nous savons encore trop peu les lois intimes de la dynamique organique, pour qu'à priori même l'assertion sur laquelle se fonde l'école homœopathique, ne nous paraisse pour le moins hasardée.

Mais cette assertion, fût-elle même vraie, la doctrine serait loin d'atteindre à ses prétentions. Alors même elle n'exclueraít pas des procédés différents; renonçant au privilége de la raison, laquelle veut et doit s'élever à la connaissance intime des choses, qui est exclue du domaine de l'homœopathie ; ne chargeant de son problême que les sens; se contentant de tracer des parallèles plus ou moins inexacts, morts pour l'esprit, elle serait loin de satisfaire la raison, laquelle, abstraction faite du but, veut savoir les choses pour elles-mêmes : bien qu'elle constituerait un art précieux sans doute, elle ne pourrait jamais constituer une science : et c'est une science que veut l'humanité, qu'elle voudra plus fortement encore, quand elle sera parvenue à se délivrer de ses misères actuelles, supposé toutefois, que sans cette même science, il lui fût possible de s'en délivrer.

Ainsi, dans l'impossibilité de trouver des sujets propres à des expériences aussi exactes, et d'assez bons observateurs ; trouvant quelque chose d'anti-providentiel et de contraire à la raison, dans la nécessité de rendre malades les sujets sains afin de découvrir les moyens de guérir les malades; de plus, l'homœopathie, renonçant elle-même à satisfaire aux plus nobles exigences de la raison, nous doutons que le procédé de Hahnemann soit le véritable (abstraction faite de son second principe relatif aux doses des agents, principe arbitraire, et que rien ne lie au premier); et s'il ne laisse pas de mériter notre attention comme bon instrument partiel, nous pensons du moins qu'il n'est pas le seul : qu'il ne doit pas exclure les autres, qui pourraient nous mettre à même de dérober ce secret à la nature. Ce fut l'instinct qui, sous ce rapport, guidait les hommes pendant l'enfance de l'humanité, comme encore actuellement il est le guide des animaux. La civilisation nous aurait-elle donc fait perdre cette précieuse propriété sans aucune compensation, et la science dont nous faisons trophée, ne devrait-elle pas mieux encore que l'instinct nous guider? Ici il existe évidemment une lacune dans nos procédés. N'aurions-nous peut-être pas assez poursuivi cette idée féconde et vraiment philosophique des anciens de la signature des choses, *signatura rerum ?* Les propriétés visibles des corps, ne devraient-elles pas nous révéler leurs propriétés invisibles? Maintenant que nos richesses expérimentales et topographiques se sont accrues à l'infini, que nos sens sont plus exercés, que des instruments et des procédés alors inconnus les aident, il serait possible que la poursuite de cette idée nous donnât des résultats plus positifs, plus applicables que les rêveries en apparences oiseuses auxquelles elle nous a conduits jadis. Il est vrai que pour obtenir cet heureux résultat, il nous faudrait savoir l'alphabet de cette mystérieuse langue de la nature, que jusqu'à présent un seul mortel a peut-être connu, mais que pas un de nous a complétement enseigné. Du moins Charles Fourier, de tous les grands hommes dont la France s'honore, probablement le plus investigation, nous avons quelques données sur ce point, surtout à l'égard de plusieurs substances médicamenteuses (1).

§ XXXII.

Tout ceci a lieu tant qu'il s'agit d'une dose moyenne, qui est sans doute celle ordinairement usitée; mais dès que celle-ci change, l'effet de l'agent devient plus ou moins sensible sur les divisions différentes de l'organisme. Les plus petites doses, par exemple, affecteront davantage la partie périphérique; les doses plus grandes, la partie moyenne de l'un ou l'autre système; par exemple, pour le système nerveux, les troncs nerveux et le grand sympathique; pour le système sanguin, les vaisseaux eux-mêmes; les plus grandes doses porteront davantage sur la partie centrale — encéphale et cœur —

grand, et dont le monde, quand il viendra à la comprendre, pleurera éternellement la perte; lequel, dans la partie spéculative de ses immenses travaux, a tâché de nous ramener de nouveau à cette idée des anciens, mais avec un instrument de plus, avec cet alphabet à lui seul connu, nous a-t-il trop dédaignés pour nous laisser dans ses ouvrages la clef de cette langue, et pour des siècles peut-être, sa mort en aura-t-elle retardé l'acquisition : dédain que par leur conduite ses contemporains du moins ont mérité.

La note ci-dessus peut s'appliquer aussi à la note mise au bas de la page 42.

(1) Ce que nous venons de dire relativement à l'action des agents externes sur l'organisme, ne paraîtra à bien des personnes, et avec quelque apparence de raison, qu'une reproduction en puissance plus élevée, des idées de Sylvius ou autres Iatro-chimistes sur la lutte des acides et des alkali, etc., etc. Moi-même je pense qu'il y a et qu'il y aura toujours beaucoup de choses inexplicables dans les rapports du monde extérieur avec l'organisme; que les principes de physique ne pourront ici trouver une application immédiate, et que ce sujet, dont la connaissance intime serait cependant si nécessaire pour une bonne physiologie, hygiène et thérapeutique, sera pour long-temps encore un impénétrable abyme. L'état de l'organisme moral et physique, âge, sexe, tempérament, volonté, etc., variant à chaque instant, doit immensément modifier ces rapports. Du reste, en tout cas, nous ne devons point nous contenter de ces principes tels que nous les avons rapportés, nous devons monter plus haut, nous demander les raisons elles-mêmes de ces rapports; rapports que Schelling le premier a trouvé être les mêmes que ceux qui lient les principes élémentaires et les systèmes organiques aux tros dimensions de l'espace.

pour les deux derniers systèmes : cela du moins, quant aux effets immédiats. Plus tard, il est vrai, des effets d'abord purement locaux se généralisent aussi et viennent servir soit à l'avantage, soit au préjudice de tout l'organisme. Voilà pourquoi il faudrait, comme nous l'avons déjà dit ailleurs, étudier les effets des agents externes à plusieurs et du moins à trois doses différentes, doses petites, doses moyennes et doses grandes.

Du reste, d'après la loi d'antagonisme, dont nous avons déjà parlé plusieurs fois et dont nous parlerons encore, sans craindre de trop nous répéter, une substance qui affaiblit la tendance d'une partie d'un système ou d'un système entier, doit augmenter la tendance opposée de l'autre partie du même système, ou de tout le système opposé ; et celle qui augmente la tendance d'une partie, diminuer celle de l'autre, tout cela aussi long-temps qu'un certain degré n'est point surpassé. Car, comme nous avons vu, il entre comme partie essentielle, constituante dans la tendance d'un système, quelque chose du système opposé ; or, l'un ou l'autre se trouvant trop élevé ou trop abaissé, la partie de sa tendance qui entre dans la composition de celle du système opposé se trouvera atteinte, élevée ou abaissée aussi ; et de là la tendance de ce système même. Voilà aussi pourquoi, en plus ou moins de temps, les effets des agents externes, d'abord restreints à un système ou organe, se généralisent et se répandent sur toute l'économie. Voilà encore pourquoi, pour rétablir l'équilibre entre les deux systèmes ou tendances opposées, on peut toujours choisir l'un ou l'autre procédé, c'est-à-dire, ou élever celui qui est abaissé, ou abaisser celui qui est élevé.

§ XXXIII.

Voilà, quant à l'organisme sain, quant à l'organisme à son état normal, les lois fondamentales d'après lesquelles les agents externes agissent sur ses diverses parties, — systèmes, — organes, etc. Et il n'est pas douteux que ces données seules suffisent déjà pour nous guider dans un grand nombre de maladies. Pour cela nous n'aurions qu'à bien reconnaître l'affection vitale, qu'à reconnaître quel système ou organe, quelle partie de système ou organe, ou lequel des deux pôles est élevé et lequel abaissé aux dépens de l'autre, et d'opposer à cette lésion les moyens propres, qui, comme nous avons vu, pourront encore être de nature différente. Mais dans une foule de cas, ces données ne suffisent peut-être point : surtout, si comme plusieurs l'ont pensé, les maladies, si non toutes, du moins une partie d'elles, sont des entités, des êtres vivant à leur manière et d'après leurs lois propres ; si, comme plusieurs l'ont pensé, elles n'étaient qu'une polarisation imparfaite ou en sous-ordre, une *épigénèse* que la nature essaie dans les organismes mêmes, et à leurs dépens quand leur équilibre primitif est troublé ; ces *épigénèses* présenteraient quelque chose d'analoguaux diverses espèces, genres, ordres, classes et règnes des autres productions de la nature, et alors on pourrait considérer le domaine de la pathologie comme un quatrième règne naturel ; ce que, toutefois, je n'admettrais que pour une partie des affections pathologiques, et non pour toutes. Ce sont ces épigénèses que seules j'appellerais maladies, tandis que je réserverais le nom d'affection aux simples dérangements d'équilibre entre les divers systèmes ou pôles, en donnant à ces termes un sens un peu différent de celui que leur donne l'école de Montpellier : car l'école de Montpellier considère l'affection comme un élément morbide, et la maladie comme un composé, le produit de plusieurs affections ; nous, au contraire, nous considérons l'affection comme un simple trouble d'équilibre, un déplacement des pôles, et la maladie comme une sorte de pseudo-organisme.

comme un être parasite, vivant dans l'organisme même, né par une altération de ses pôles, réagissant sur lui et existant à ses dépens (1).

(1) Pour mieux aprécier ce que nous venons de dire sur la nature de la maladie, nous devrons de nouveau jeter un coup d'œil sur l'ensemble des opérations de la nature. Nous la voyons développant partout la vie, pour peu que les conditions indispensables pour cela existent. Nous voyons la génération spontanée pour les êtres végétaux et animaux les plus infimes, simples points polariques galvaniques, dans une matrice propre; un peu plus haut, avec une vitalité supérieure, nous voyons la génération non spontanée à divers degrés. Nous la voyons, comme dans la physique inorganique, ainsi dans la physique organique, avoir horreur du vide. En vertu de cette loi fondamentale, nous la voyons tendre partout à une existence supérieure, à l'individualisation, et là où elle ne peut atteindre un terme supérieur, nous la voyons se contenter d'un terme inférieur. C'est ainsi que dans tous les débris organiques, où une vie supérieure a disparu, des êtres inférieurs naissent sous l'influence des agents généraux de la nature. Il n'est donc pas difficile de concevoir que non-seulement avec la disparition totale, mais qu'aussi avec un affaiblissement de la vie, qui est déjà une mort partielle, et qui a lieu partout où il y a déplacement des pôles et où ils ne se lient plus intimement, de nouvelles créations se produisent; créations qui à leur tour doivent nécessairement, et sans doute d'une manière nuisible, réagir sur l'organisme, établir avec lui une lutte, tendre à s'agrandir, à se conserver, à se perpétuer à ses dépens. C'est en effet ce que nous voyons dans une infinité de cas, d'une manière non douteuse.

Partout où il y a affaiblissement grave, nous voyons de nouveaux êtres se former (l'affection vermineuse, le phthiriasis, etc., n'ont pas d'autre origine), et disparaître dès que les conditions qui leur ont donné naissance ont cessé d'exister. Dans ces cas, nous ne saurions nier l'existence de nouveaux organismes, parce que nous les voyons. Mais, parce que dans d'autre cas nous n'en voyons pas, devons-nous les nier? Tous les êtres sont-ils visibles à nos yeux? Connaissons-nous tous les degrés que peut parcourir la vie universelle, dans sa tendance à l'individualisation? savons-nous même si dans ces cas elle a besoin de se limiter à des formes déterminées? Cela est douteux. Ces formes ne paraissent propres qu'à des organismes bien distincts, et il peut y en avoir une infinité qui ne le soient pas encore. Pouvons-nous poser des bornes à l'action créatrice? Non. Il ne nous paraît donc point déraisonnable d'admettre que partout où dans l'être vivant il y a affaiblissement, déplacement des pôles, partout où les propriétés polariques ne se lient plus intimement, partout où en d'autres termes, il y a affection morbide, il y ait tendance à de nouvelles créations individuelles, tendance plus ou moins forte, plus ou moins réalisée, parce qu'en physiologie comme en chimie, tout terme devenu libre, tend à se combiner avec un autre et à former un nouvel être. Ici s'ouvre à nos regards tout un monde inconnu de nouveaux êtres; ici viennent trouver leur explication naturelle tant de maladies distinctes, *sui generis*, qui font le désespoir de la thérapeutique: le tubercule, le cancer, l'hydatide, les exanthèmes et autres affections cutanées, etc., et tant d'au-

S'il en était ainsi, disons-nous, et une meilleure étude des lois pathogéniques prouvera de plus en plus la vérité de cette assertion, il s'agirait de mieux connaître les lois de l'existence de chacune de ces entités, leur réceptivité spécifique pour les agents externes, leurs rapports avec l'organisme dans lequel ils résident, etc. Et nous devons avouer que, sous tous ces rapports, nous ne savons encore presque rien; et si nous en savions davantage, il s'agirait encore de décider ce qui des deux devrait être principalement considéré, de la maladie, vue comme entité, comme pseudo-organisme, ou de l'affection vitale de l'organisme qui lui aurait donné naissance, à supposer qu'il fût possible de la préciser. Et en cas que nous dussions nous occuper préférablement de la première, il s'agirait de savoir comment nous pourrions l'atteindre le plus sûrement et avec le moins de danger pour l'organisme dans lequel elle résiderait, comment, en quelque sorte, nous pourrions la tuer elle seule (1). Du reste, si les choses en étaient ainsi, il est probable que nous pourrions suivre les deux routes: agir sur l'organisme dans le but de faire cesser l'affection, cause de la maladie; de le mettre à même de triompher à lui

tres maladies héréditaires et contagieuses. Ici la contagion tant contestée, tant discutée vient, trouver son explication et en même temps la preuve rationnelle de son existence; ici une nouvelle thérapeutique vient se fonder.

(1) L'entité, l'individualité de la maladie reconnue, la spécificité de ses moyens curatifs s'ensuit nécessairement, (chaque espèce, par la seule raison qu'elle est différente des autres, devant se comporter d'une manière différente envers les agents du monde extérieur). Citons pour preuves: 1° l'alimentation plus ou moins différente que chaque espèce choisit; 2° les effets différents déjà connus de quelques agents sur ces espèces. Ainsi, par exemple, quelques agents sont poisons à l'égard de certaines espèces qui pour d'autres ne le sont pas; 3° les espèces parasites et les maladies essentielles propres à chaque espèce. Ces données sommaires peuvent être un avertissement que la nature aura voulu nous réserver pour nous guider dans l'élaboration d'une véritable pharmacologie, où la spécificité de chaque agent sera autant que possible dévoilée, non pas seulement la spécificité pour les systèmes, organes, tissus, etc., mais encore celle pour les maladies.

seul de cette dernière, considérée comme entité; — ou bien agir sur la maladie dans le but de la frapper directement, autant que possible. Selon les circonstances, l'une ou l'autre méthode devrait être préférée. C'est ainsi que, par exemple, dans l'affection vermineuse, nous cherchons quelquefois à modifier tellement la vitalité de l'organisme, en employant des amers, des toniques, etc., que l'organisme en puisse triompher à lui seul; que d'autres fois, au contraire, nous agissons d'une manière plus directe sur ces animaux mêmes, avant d'avoir modifié la vitalité de l'organisme, en cherchant à les engourdir, à les tuer, à les évacuer, pour ne nous occuper qu'en dernier lieu de l'état vital qui leur a donné naissance.

Les principes que nous venons d'exposer seront peut-être encore nouveaux pour bien des personnes, et leur paraîtront autant de paradoxes. A ne les examiner que d'une manière superficielle, ils paraîtront se fonder sur une base arbitraire. Mais en y regardant de plus près, l'on verra qu'ils se fondent au contraire sur une observation soutenue de tous les phénomènes de la nature, sur une surveillance attentive de ses opérations silencieuses, unies à une force d'abstraction inconcevable, et qu'il n'a rien moins fallu que ces deux éléments pour arriver à la connaissance de la loi fondamentale de la nature. Que là où le tonnerre gronde, où les fluides électriques se combinent avec fracas et lumière, l'on ait découvert l'antagonisme et l'affinité entre deux principes, ce n'est point chose étonnante; mais que l'on soit arrivé à la connaissance de la même loi dans les phénomènes les plus silencieux, les plus cachés, voilà ce qui est bien plus extraordinaire. Et pourtant la marche de l'esprit humain devait conduire à ce but.

Mais quoique nouveaux sous bien des rapports, et surtout sous celui de leur application rigoureuse à la médecine, ces principes ne le sont pourtant pas tellement, qu'ils n'aient déjà été entrevus par quelques génies heureux qui ont osé interroger la nature. Les philosophes de l'antiquité avaient reconnu le dualisme, mais l'avaient, selon les idées de leur époque, transporté dans le domaine d'une métaphysique mystique, et jusqu'à présent ce grand principe pour les sciences positives, a été à peu près infructueux. Il était réservé à quelques génies favorisés de notre âge, de lui donner une application universelle. Néanmoins beaucoup de pays sont loin jusqu'à ce moment d'en avoir une pleine connaissance; ils ignorent encore le principe absolu de toutes les sciences, celui qui seul peut leur donner une base, un appui et sans lequel nous n'avons point de sciences, mais seulement des connaissances—utiles plus ou moins, c'est-à-dire applicables seulement à quelques besoins matériels, et loin de donner à l'homme la dignité et la satisfaction que la raison exige. En France, néanmoins, nous avons aussi quelques hommes qui, plus ou moins, ont pressenti ce grand principe. Bichat, génie heureux, devançant de loin son époque, a découvert la différence des tissus même à l'état cadavérique, l'antagonisme entre les deux moitiés du corps. S'il eût vécu, qui sait où le vol de son esprit se fût arrêté? peut-être aurait-il créé la science. Azaïs aussi a donné une explication universelle. Broussais, en médecin, a senti la nécessité d'un système, mais au-dessous de la portée qu'exigeait le sujet, il a dû le manquer et en créer un faux. On peut donc affirmer que ce grand principe jusqu'à ce jour n'a point été appliqué dans toute son étendue, ni à la physique, ni à la médecine, qu'il ne l'a surtout point été assez pour servir de base à la pathologie et à la thérapeutique. S'il l'avait été, quel pas immense nous aurions fait dans ces dernières sciences! Nous aurions alors reconnu qu'une affection d'un seul système, d'un seul côté de l'organisme, ne pourrait faire la base de toute la pathologie; cette affection même, selon la diversité de son siége et autres circonstances, eût été différemment considérée et traitée, et les affections des autres systèmes n'eussent jamais été négligées : on aurait reconnu également que tous les agents de la nature agissent d'une manière différente sur tel système, tel organe, tel issu ; et, avec cette donnée, une nouvelle thérapeutique eût été fondée.

Que l'on me pardonne donc si, après une étude attentive des phénomènes de la nature, j'ose exprimer la pensée qu'à l'avenir tout véritable progrès des sciences, et surtout des sciences médicales, devra se fonder sur cette loi. Qu'il me soit permis d'espérer qu'en se fondant sur ce principe, les sciences médicales ne pourront plus rétrograder, bien qu'elles soient destinées à éprouver encore diverses révolutions.

Du reste, ce mémoire est bien incomplet et présente de grandes lacunes. En parlant d'une philosophie de la nature, il eût fallu insister davantage sur le principe premier : dire en termes précis comment la nature est possible, et comment elle existe ; il eût fallu en donner une systématisation idéale ; il eût ensuite fallu montrer comment nous pouvons en avoir connaissance. C'est dans les propriétés du principe premier que nous aurions dû chercher la réponse à cette première question ; dans les propriétés de l'esprit humain, celle à la seconde. Ce grand problème, que n'abordent qu'en hésitant les génies les plus vastes , je n'ai osé l'aborder davantage, j'ai en quelque sorte, et autant que possible, voulu rester encore dans le domaine de l'expérience, et ne point m'égarer dans des espaces où nulle expérience n'aurait pu me suivre.

Je n'ai point dans ce Mémoire exposé les idées de la nouvelle philosophie sur ce que si improprement on a nommé fluides impondérables, sans savoir ce que l'on entendait sous cette dénomination. Ne pouvant pas tout dire dans ce peu de pages, j'ai continué en parlant d'eux, de me servir de l'expression usitée. Mais je profite dès à présent de cette occasion pour dire que la philosophie ne saurait admettre l'existence de tous ces fluides ; cette multitude d'abstractions ne servant qu'à voiler la paresse de l'esprit humain, et la nature se servant de ressorts plus simples pour opérer toutes ses merveilles.

Dans le cours du Mémoire, combien d'autres lacunes? La nature n'étant qu'une peinture d'idées, qu'un langage, il eût fallu davantage en expliquer le sens mystérieux. Ce défaut aura surtout été sensible dans les passages relatifs à l'organisme. Là, nous nous sommes arrêtés à l'étude des principaux systèmes, et ne sommes point allés jusqu'à celle des organes, dont le sens intime, l'explication naturelle, ne pourra se trouver que dans la grande loi de l'analogie universelle. L'organisme étant un exposé succinct de l'univers, le sens de ses parties constitutives doit se trouver dans l'étude du dernier, dans une physique transcendante.

Dans l'étude du système sensitif, idéel, nerveux, nous nous sommes de même arrêtés au plus bas échelon. Nous ne l'avons point suivi dans le domaine de l'intelligence, où de nouvelles polarités s'établissent, sans doute plus nombreuses et plus difficiles à saisir, jusqu'à ce qu'elles viennent toutes subir une fusion commune dans l'identité pure, dans la raison, clef de la voûte de l'édifice organique. La Raison ! image parfaite de l'identité absolue, miroir tranquille dans lequel cette dernière vient se réfléter, et avec lequel est achevé le cercle immense de la création. Elle commençait par l'identité absolue ou par l'idée ; elle revient à cette même identité et idée, non plus absolue mais relative, dans l'organisme le plus parfait, dans la raison, après avoir parcouru toutes ses phases. Mais ici on nous pardonnera de nous être arrêtés au seuil de ce temple mystérieux, et de n'avoir osé le franchir. Tous les âges nourrissaient bien ce désir, la philosophie en fit son précepte fondamental énoncé dans l'adage : *nosce te ipsum*, mais aucun mortel n'a encore comblé ce désir, aucun n'a satisfait à ce précepte. Oserions-nous énoncer ici le faible espoir que ce triomphe, qu'aucun âge n'a su atteindre, sera réservé au dix-neuvième siècle dont les efforts ont déjà été couronnés de si magnifiques conquêtes dans le domaine de la science.

Mais malgré les lacunes que nous présente cet écrit, nous attachons néanmoins une haute importance au sujet que nous avons essayé de traiter. Nous croyons qu'il établit des fanaux pour éclairer la route à suivre dans la recherche d'une science infinie ; nous pensons qu'il établit des principes vraiment scientifiques et que l'avenir ne pourra que féconder pour la mystérieuse science de la médecine qui, depuis tous les siècles, a subi tant de phases et qui devait être si imparfaite, tant qu'elle ne s'élevait point à un coup d'œil général de la nature, enfermant et reproduisant à elle seule de nouveau toute l'étude de l'infini, sinon d'un point de vue absolu qui n'appartient qu'au philosophe, du moins d'un point de vue relatif à l'organisation humaine. Nous nous flattons donc de l'espoir que notre travail, tel qu'il est, sera jugé digne d'une sérieuse attention.

Terminons ici par ces paroles d'un des plus grands philosophes dont s'honore notre âge, de Schelling :

« La philosophie doit satisfaire à de plus hautes exigences : elle doit enfin introduire l'humanité au savoir ; elle qui, crédule ou incrédule, a assez long-temps vécu sans dignité, sans science et sans satisfaction. Le caractère de toute l'époque moderne est idéel ; c'est le retour de l'homme sur lui-même. Le monde idéel veut se manifester, mais ne le peut encore tant que la nature reste couverte de son voile. Les divinités inconnues que crée le monde idéel ne pourront apparaître qu'après avoir pris possession de la nature : quand toutes les formes périssables auront disparu ce ne sera plus que la vue de l'identité absolue dans l'univers tout entier, qui, au sein de la religion, les unira de nouveau et pour l'éternité. »

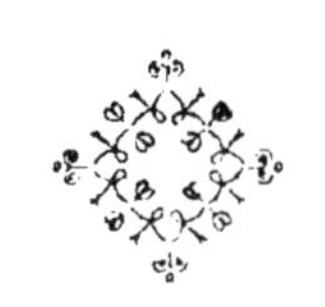

www.ingramcontent.com/pod-product-compliance
Ingram Content Group UK Ltd.
Pitfield, Milton Keynes, MK11 3LW, UK
UKHW020446230726
13925UKWH00004B/1830

9 782013 588171